Morbus Crohn

Alles was du wissen musst

Haftungsausschluss

Dieser Inhalt dient der allgemeinen Information über die Erkrankung und soll Sie in die Lage versetzen, bei Bedarf umgehend ärztliche Hilfe in Anspruch zu nehmen, um Komplikationen vorzubeugen. Es muss unbedingt betont werden, dass diese Informationen keinen Ersatz für die Konsultation eines qualifizierten Arztes darstellen. Der Bereich der medizinischen Wissenschaft entwickelt sich ständig weiter und aufgrund der Dynamik des medizinischen Wissens empfehlen wir, den Rat eines Experten einzuholen, wenn Sie auf Unstimmigkeiten stoßen oder beabsichtigen, auf der Grundlage der in diesem Inhalt enthaltenen Informationen Maßnahmen zu ergreifen. Missachten Sie niemals die professionelle medizinische Beratung und verzögern Sie die Behandlung niemals auf der Grundlage von Informationen, die Sie online, einschließlich dieses Materials, oder aus einer anderen Online-Quelle gelesen haben. Denken Sie immer daran, dass das Internet Sie nicht heilen kann. Heilung kommt vielmehr durch die Führung medizinischer Fachkräfte und die Vorsehung Gottes zustande.

Inhaltsverzeichnis

Einführung

Informationen zu möglichen Ursachen, Symptomen, Behandlungsmöglichkeiten und der allgemeinen Behandlung von Morbus Crohn finden Sie in diesem Artikel.

Eine anhaltende entzündliche Erkrankung des Magen-Darm-Systems wird Morbus Crohn genannt. Sie und Ihre Angehörigen können die Unsicherheit, die mit einer neuen Diagnose einhergeht, besser bewältigen, wenn Sie und Ihre Angehörigen den Morbus Crohn verstehen.

Morbus Crohn gehört zur Kategorie der Entzündlichen Darmerkrankungen (IBD). Es trägt den Namen von Dr. Burrill B. Crohn, der zusammen mit Dr. Leon Ginzburg und Gordon D. Oppenheimer beschrieben die Krankheit erstmals 1932.

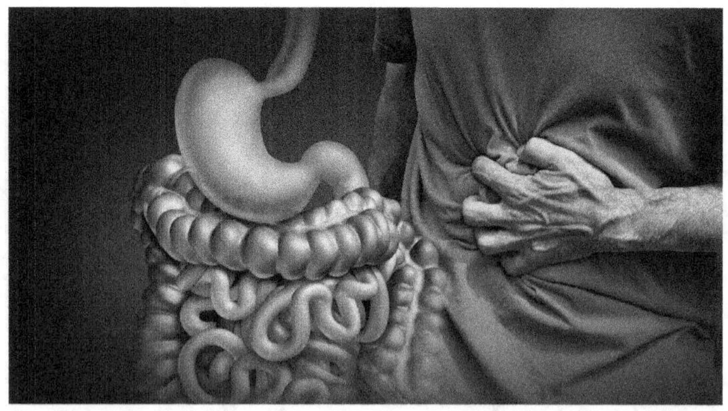

Hauptfaktor

- Die Chancen, betroffen zu sein, sind für Männer und Frauen gleich.
- Obwohl Morbus Crohn jeden in jedem Alter treffen kann, tritt er am häufigsten bei Erwachsenen und Jugendlichen im Alter zwischen 15 und 35 Jahren auf.
- Stress und Ernährung können Morbus Crohn verschlimmern, verursachen ihn aber nicht.
- Jüngsten Studien zufolge spielen umweltbedingte, genetische und familiäre Variablen eine Rolle bei der Entstehung von Morbus Crohn.

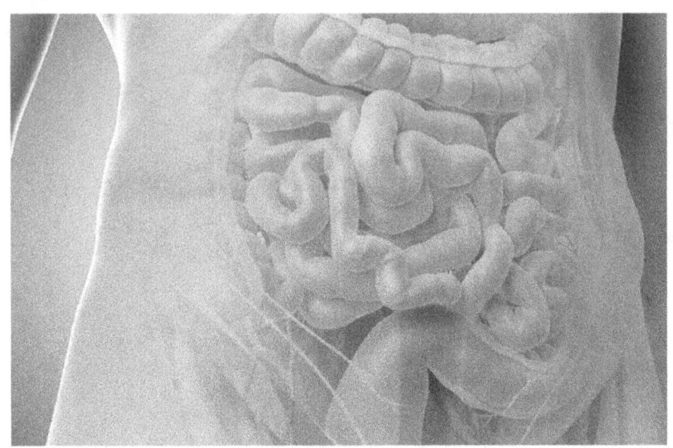

**Gastrointestinal system
Having Swollen Colon - Large Intestine**

Morbus Crohn vs. Colitis ulcerosa

Obwohl Morbus Crohn und Colitis ulcerosa beide Formen entzündlicher Darmerkrankungen (IBD) sind und ähnliche Symptome aufweisen, handelt es sich um unterschiedliche Erkrankungen, die unterschiedliche Teile des Magen-Darm-Trakts betreffen.

Morbus Crohn

- kann sich auf Mund, Anus und jeden Teil des Magen-Darm-Systems auswirken.
- kann sich auf die Gesamtdicke der Darmwand auswirken.

Colitis ulcerosa

- Der Dickdarm und das Rektum – auch Dickdarm genannt – sind die einzigen betroffenen Organe.
- wirkt sich auf die Innenauskleidung des Dickdarms aus.

Abschnitt 1

Wer kann betroffen sein?

- Es wird geschätzt, dass einer von 100 Amerikanern an IBD leidet. Morbus Crohn betrifft gleichermaßen häufig Männer und Frauen.
- Obwohl Morbus Crohn jeden in jedem Alter treffen kann, wird er am häufigsten bei Erwachsenen und Jugendlichen im Alter zwischen 20 und 30 Jahren diagnostiziert.
- Studien zufolge haben zwischen 1,5 % und 28 % der Menschen mit IBD einen Verwandten ersten Grades – einen Elternteil, ein Kind oder ein Geschwisterkind –, der ebenfalls an der Krankheit leidet.
- Trotz einer erblichen Komponente, die mit einem erhöhten IBD-Risiko verbunden ist, kann die Familienanamnese nicht verwendet werden, um vorherzusagen, wer an Morbus Crohn erkrankt.
- Menschen mit Morbus Crohn können jeder ethnischen Zugehörigkeit angehören. Obwohl die Prävalenz von Morbus Crohn bei Asiaten und Hispanoamerikanern in letzter Zeit zugenommen hat, kommt die Erkrankung bei Kaukasiern häufiger vor.

Sektion 2

Anzeichen und Symptome von Morbus Crohn

Jeder Patient kann Morbus Crohn etwas anders erleben.

Wir stehen Ihnen zur Verfügung, um Sie bei der Bewältigung der typischen Anzeichen und Symptome von Morbus Crohn zu unterstützen. Der betroffene Magen-Darm-Trakt bestimmt die Symptome, die bei Ihnen oder einem geliebten Menschen auftreten können.

Aufgrund der chronischen Natur von Morbus Crohn kann es bei Patienten zu Schüben kommen – Phasen, in denen die Symptome besonders schlimm sind –, gefolgt von Remissionen – Phasen, in denen Sie möglicherweise überhaupt keine Symptome haben.

Obwohl es wichtig ist, die Symptome von Morbus Crohn zu erkennen, kann eine Diagnose nur von einem Arzt überprüft werden. Bitte vereinbaren Sie einen Termin mit Ihrem Arzt, wenn Sie vermuten, dass Sie an entzündlichen Darmerkrankungen (IBD) leiden könnten, damit eine Diagnose und ein Behandlungsplan erstellt werden können.

Entzündung des Magen-Darm-Trakts

Jeder Bereich des Magen-Darm-Trakts, vom Mund bis zum Anus, kann von Morbus Crohn betroffen sein. Obwohl die Symptome bei jedem Patienten anders auftreten, gibt es bestimmte typische Anzeichen einer durch Morbus Crohn verursachten Magen-Darm-Entzündung.

- Anhaltender Durchfall
- Rektale Blutung
- Dringender Stuhlgang erforderlich
- Bauchkrämpfe und Schmerzen
- Gefühl einer unvollständigen Darmentleerung
- Verstopfung, die zu einem Darmverschluss führen kann

Symptome außerhalb des Darms

Eine entzündliche Darmerkrankung (IBD) kann systemische Symptome außerhalb des Magen-Darm-Trakts verursachen, die Ihre allgemeine Gesundheit und Ihre Lebensqualität beeinträchtigen.

- Rötung oder Schmerzen in den Augen oder Sehstörungen
- Wunde Stellen im Mund
- Geschwollene und schmerzende Gelenke

- Hautkomplikationen wie Beulen, Wunden oder Hautausschläge
- Fieber
- Appetitverlust
- Gewichtsverlust
- Ermüdung
- Nachtschweiß
- Verlust des normalen Menstruationszyklus
- Osteoporose
- Nierensteine
- Seltene Leber Komplikationen, einschließlich primär sklerosierender Cholangitis und Zirrhose

Sektion 3

Ursachen von Morbus Crohn

Schätzungsweise einer von 100 Amerikanern leidet an IBD. Leider ist derzeit wenig über die Ätiologie von Morbus Crohn bekannt. Aus diesem Grund versuchen Wissenschaftler, die sich mit Morbus Crohn und Colitis befassen, mehr über die Erkrankung zu erfahren und eine Behandlung zu entwickeln.

Morbus Crohn und das Immunsystem

In den meisten Fällen werden Bakterien, Viren, Pilze und andere fremde Eindringlinge vom Immunsystem eines Menschen angegriffen und beseitigt. Wenn das Immunsystem normal reagiert, verlassen Zellen den Blutkreislauf und gelangen in den Darm, wo sie Entzündungen verursachen. Unschuldige Bakterien im Magen-Darm-Trakt sind normalerweise vor Angriffen des Immunsystems geschützt.

Bei Menschen mit IBD:
- Wenn diese gutartigen Bakterien von Personen mit entzündlicher Darmerkrankung (IBD) als fremde

Eindringlinge fehlinterpretiert werden, reagiert das Immunsystem.

- Die durch die immunologische Reaktion hervorgerufene Entzündung verschwindet nicht. Dies führt zu einer Verdickung der Darmwand, Geschwürbildung, anhaltenden Entzündungen und schließlich zu Morbus Crohn-Symptomen.

Genetische Faktoren

Da Morbus Crohn in der Regel in Familien gehäuft vorkommt, ist die Wahrscheinlichkeit höher, dass Familienangehörige, die an der Krankheit leiden, oder ein naher Verwandter, der daran erkrankt ist, selbst daran erkranken. Studien zufolge haben 5 bis 20 % der Menschen mit IBD einen Verwandten ersten Grades – einen Elternteil, ein Kind oder ein Geschwisterkind –, der ebenfalls an der Krankheit leidet. Im Vergleich zur Colitis ulcerosa birgt Morbus Crohn ein höheres genetisches Risiko.

Andere genetische Risikofaktoren

- Wenn beide Elternteile an IBD leiden, ist die Wahrscheinlichkeit, an Morbus Crohn oder Colitis ulcerosa zu erkranken, deutlich erhöht.

- Menschen mit osteuropäischer Abstammung, insbesondere Juden europäischer Abstammung, erkranken am häufigsten an der Krankheit.
- In der afroamerikanischen Bevölkerung ist die Zahl der gemeldeten Fälle in letzter Zeit gestiegen.

Umweltfaktoren

Ihr Wohnort scheint eine Rolle bei der Entstehung von Morbus Crohn zu spielen.

Hier kommt Morbus Crohn häufiger vor:

- Entwickelte Länder statt unentwickelte Länder
- Städtische Städte und Gemeinden statt ländlicher Gebiete
- Nördliches Klima statt südliches Klima.

Sektion 4
Arten von Morbus Crohn

Es ist wichtig zu verstehen, welcher Bereich Ihres Magen-Darm-Trakts betroffen ist, wenn bei Ihnen die Diagnose Morbus Crohn gestellt wird. Obwohl die Symptome von Morbus Crohn von Person zu Person unterschiedlich sein können, beeinflusst Ihre spezifische Art von Morbus Crohn die Symptome und möglichen Folgen, mit denen Sie möglicherweise konfrontiert werden.

Ileocolitis

Die häufigste Form von Morbus Crohn ist diese. Betroffen sind der Dickdarm, auch Dickdarm genannt, und das terminale Ileum, das Ende des Dünndarms.

Mögliche Symptome sind:
- Durchfall und Krämpfe
- Schmerzen im mittleren oder unteren rechten Teil des Bauches
- Deutlicher Gewichtsverlust

Ileitis

Diese Art von Morbus Crohn betrifft nur das Ileum.

Zu den Symptomen können gehören:
- Dasselbe wie bei Ileocolitis

- In schweren Fällen können Komplikationen
  wie Fisteln oder entzündliche Abszesse im
  rechten unteren Quadranten des Abdomens
  auftreten

Gastroduodenaler Morbus Crohn

Dieser Typ betrifft den Magen und den Anfang des
Dünndarms, den sogenannten Zwölffingerdarm.
Zu den Symptomen können gehören:
- Brechreiz
- Erbrechen
- Appetitverlust
- Gewichtsverlust

Jejuno Ileitis

Dieser Typ ist durch fleckige Entzündung Bereiche
in der oberen Hälfte des Dünndarms, dem
sogenannten Jejunum, gekennzeichnet.
Zu den Symptomen können gehören:
- Leichte bis starke Bauchschmerzen und
  Krämpfe nach den Mahlzeiten
- Durchfall
- In schweren Fällen oder nach längerer
  Entzündungsphase können sich Fisteln bilden

Morbus Crohn (granulomatöse Colitis).

Dieser Typ betrifft nur den Dickdarm, auch Dickdarm genannt.

Zu den Symptomen können gehören:

- Durchfall
- Rektale Blutung
- Erkrankung rund um den Anus, einschließlich Abszess, Fisteln und Geschwüre
- Hautläsionen und Gelenkschmerzen treten bei dieser Form von Morbus Crohn häufiger auf als bei anderen

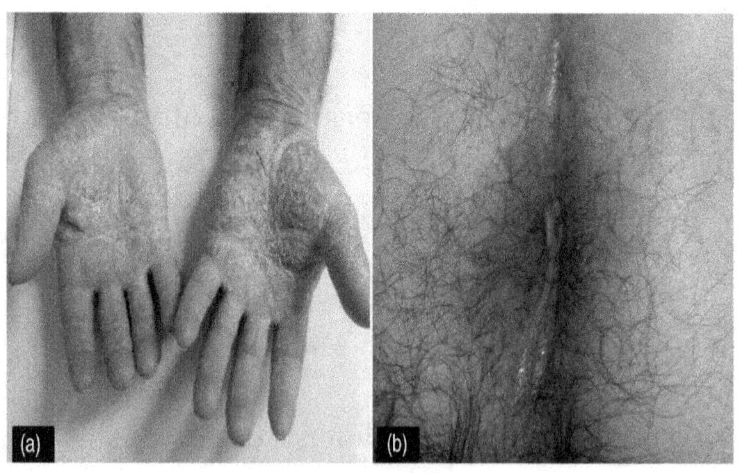

Abschnitt 5
Komplikationen bei Morbus Crohn

Obwohl Morbus Crohn im Magen-Darm-Trakt lokalisiert ist, kann er Ihre allgemeine Gesundheit beeinträchtigen und schwerwiegende medizinische Probleme verursachen.

- Appetitverlust
- Gewichtsverlust
- Niedrige Energie und Müdigkeit
- Verzögertes Wachstum und Entwicklung bei Kindern

In schwereren Fällen kann Morbus Crohn zu schwerwiegenden Komplikationen führen.

- Fissuren sind Risse in der Darmschleimhaut, die vor allem beim Stuhlgang zu Schmerzen und Blutungen führen können.
- Eine durch eine Entzündung verursachte Fistel ist ein abnormaler Kanal, der sich zwischen einem Teil des Darms und einem anderen oder zwischen dem Darm und der Blase, Vagina oder Haut bildet. Fisteln treten am häufigsten im Analbereich auf und erfordern sofortige ärztliche Hilfe.
- Eine Striktur ist eine Verengung des Darms infolge einer chronischen Entzündung.

Abschnitt 6

Diagnose und Tests von Morbus Crohn

Die Symptome von Morbus Crohn können von Person zu Person sehr unterschiedlich sein. Wir führen Sie Schritt für Schritt durch den Diagnoseprozess und versorgen Sie mit Updates.

Die Diagnose Morbus Crohn lässt sich nicht mit einem einzigen Test stellen und die Krankheitssymptome werden häufig mit denen anderer Erkrankungen, beispielsweise bakterieller Infektionen, verwechselt. Ihr Arzt sollte Ihre Krankengeschichte beurteilen und die Ergebnisse diagnostischer Tests nutzen, um mögliche Ursachen für Ihre Symptome auszuschließen. Dieser Vorgang kann eine Weile dauern.

Suchen Sie sofort Ihren Arzt auf, wenn Sie glauben, dass bei Ihnen oder einem Angehörigen Symptome auftreten, die auf Morbus Crohn hinweisen könnten.

Erste Tests und Bewertung

Eine routinemäßige körperliche Untersuchung ist der erste Schritt zur Diagnose und Behandlung Ihrer Erkrankung. Zusätzlich zum Gespräch wird sich Ihr Arzt nach Ihren täglichen Aktivitäten, Ihrer Familiengeschichte, Ihrer Ernährung und Ihrem allgemeinen Gesundheitszustand erkundigen.

Was zu erwarten ist

- Um andere potenzielle medizinische Erkrankungen auszuschließen und Anzeichen für Morbus Crohn festzustellen, kann Ihr Arzt diagnostische Tests verschreiben.
- Bei Ihren Erstuntersuchungen werden Ihr Blut und Ihr Stuhl wahrscheinlich in einem Labor untersucht.
- Röntgenaufnahmen des oberen und unteren Gastrointestinaltrakts können Teil zusätzlicher Tests sein. Möglicherweise empfiehlt Ihnen Ihr Arzt einen Test, bei dem ein Kontrastmittel eingesetzt wird, um ein klareres und detaillierteres Bild Ihres Magen-Darm-Trakts zu erhalten. Jeder Test hat eine andere Art von Kontrast.
- Denken Sie darüber nach, Ihre Termine mit einem engen Freund oder einem vertrauenswürdigen Familienmitglied wahrzunehmen. Dies reduziert nicht nur Ihren

Stress, sondern hilft Ihnen möglicherweise auch, sich in Zukunft an die Informationen Ihres Arztes zu erinnern.

Kommunikationstipps

- Um sicherzustellen, dass Sie nichts Wichtiges übersehen, notieren Sie sich Ihre Symptome und bringen Sie diese zu Ihren Terminen mit.
- Fragen Sie Ihr medizinisches Team nach dem für Sie geeigneten Test und informieren Sie sich bei Ihrer Versicherung über die Kostenbeteiligung.

Endoskopie und Bildgebung

Um Ihren Darm- und Magen-Darm-Trakt zu untersuchen, empfiehlt Ihnen Ihr Arzt möglicherweise weitere Tests. Auch wenn diese Tests aufwändiger sind und beängstigend wirken können, wird Ihr Arzt darauf achten, die Beschwerden so gering wie möglich zu halten, da sie häufig ambulant durchgeführt werden.

Endoskopie

Eine winzige Kamera, die am Ende eines beleuchteten Schlauchs angebracht ist, ermöglicht es Ihrem Arzt, während einer Endoskopie einen genauen Blick in Ihren Dickdarm zu werfen.

Die folgenden Endoskopien werden zur Früherkennung von Morbus Crohn eingesetzt:

- Bei einer Koloskopie wird ein flexibler, beleuchteter Schlauch durch Ihre Anusöffnung eingeführt, damit medizinische Fachkräfte den Dickdarm, den untersten Teil Ihres Dickdarms, untersuchen können.
- Mithilfe eines flexiblen, beleuchteten Schlauchs, der durch Ihren Mund, Ihre Speiseröhre, Ihren Magen und bis zum Zwölffingerdarm – dem ersten Teil Ihres Dünndarms – geführt wird, ermöglicht eine obere Endoskopie Ärzten die Betrachtung des Magen-Darm-Systems von oben nach unten.

Für Koloskopien ist eine Darmvorbereitung erforderlich. Besprechen Sie Verarbeitungsstrategien und einfache Vorbereitungs-Hacks mit Ihrem Gesundheitsteam.

Biopsie

Während einer Koloskopie oder Endoskopie möchte Ihr Arzt möglicherweise eine Biopsie aus Ihrem Dickdarm oder einem anderen Teil Ihres Verdauungssystems entnehmen. Bei der Biopsie wird eine winzige Gewebeprobe aus dem Darminneren entnommen, um sie weiter zu untersuchen und zu untersuchen.

- In einem Pathologielabor wird Ihr biopsiertes Gewebe untersucht und eventuelle Erkrankungen untersucht. Zur Darmkrebsvorsorge gehören auch Biopsien.
- Obwohl eine Biopsie beängstigend erscheinen mag, ist der Vorgang dank der Fortschritte in der Medizin mittlerweile nahezu schmerzlos.

Chromoendoskopie

Um im Rahmen einer Darmspiegelung nach Polypen oder präkanzerösen Veränderungen zu suchen, möchte Ihr Arzt möglicherweise diesen Ansatz anwenden.

- Bei einer Chromoendoskopie wird ein blauer flüssiger Farbstoff in den Dickdarm injiziert, um kleinste Veränderungen in der Darmschleimhaut zu erkennen und hervorzuheben.
- Danach können Polypen entfernt oder biopsiert werden.
- Blauer Stuhlgang ist eine häufige Nebenwirkung dieser Therapie.

Dünndarm Bildgebung

Mit diesen Tests sollen Bereiche Ihres Darms untersucht werden, die bei einer Koloskopie oder Endoskopie nicht leicht sichtbar sind. Sie funktionieren durch die Verwendung eines trinkbaren oralen Kontrastmittels, das auf einer Computertomographie (CT), einer Magnetresonanztomographie (MRT) oder einem fluoroskopischen Röntgenbild sichtbar ist.

- Diese Untersuchungen können auch als Enteroklyse oder Enterographie bezeichnet werden.
- Möglicherweise gibt Ihnen Ihr Arzt eine winzige, pillengroße Kamera, die Bilder Ihres Dünndarms und Dickdarms aufnimmt, während dieser durch Ihren Magen-Darm-Trakt wandert. Später kommt die Kamera beim Stuhlgang heraus.
- Um schwer zugängliche Teile des Darms zu beobachten, kann eine Ballonendoskopie erforderlich sein.

Kommunikationstipps

- Informieren Sie sich bei Ihrem Arzt, was Sie von dem Eingriff erwarten können und ob mögliche Gefahren bestehen.
- Der Großteil der Morbus-Crohn-Tests findet ambulant statt. Wenn Sie beim Fahren etwas Gesellschaft und Ruhe wünschen, denken Sie darüber nach, einen Freund oder Verwandten mit dem Fahren zu beauftragen.

Abschnitt 7

Behandlungsmöglichkeiten für Morbus Crohn

Durch den Einsatz verschiedener Therapiemodalitäten können Sie die Kontrolle über Ihre Krankheit behalten und ein erfülltes Leben genießen. Denken Sie daran, dass keine einzelne Behandlung für jeden Patienten universell wirksam ist. Jeder Patient hat ein einzigartiges Szenario und jeder benötigt einen anderen Behandlungsverlauf.

Morbus Crohn und andere Arten entzündlicher Darmerkrankungen (IBD) können mit Medikamenten, klinischen Studien, Ernährungsumstellungen und gelegentlich auch chirurgischen Eingriffen zur Entfernung oder Reparatur beschädigter Abschnitte des Gastrointestinaltrakts behandelt werden.

Medikamente

Das Ziel der Medikamente gegen Morbus Crohn besteht darin, die abnormale Entzündungsreaktion Ihres Immunsystems zu reduzieren, die die Ursache Ihrer Symptome ist. Neben der Linderung häufiger Symptome wie Fieber, Durchfall und Schmerzen fördert die Unterdrückung von Entzündungen auch die Heilung Ihres Hirngewebes.

Medikamente können eingesetzt werden, um die Häufigkeit von Symptom Schüben zu verringern und zusätzlich die Symptome zu lindern und zu unterdrücken (remission herbeizuführen) (remission aufrechtzuerhalten). Remission Perioden können verlängert werden und Zeiten, in denen die Symptome wieder aufflammen, können durch schrittweise Gabe geeigneter Medikamente verkürzt werden. Heutzutage gibt es verschiedene Arten von Medikamenten, die zur Behandlung von Morbus Crohn eingesetzt werden.

Kombinationstherapie

In einigen Fällen kann ein medizinisches Fachpersonal empfehlen, der ursprünglichen Therapie eine ergänzende Therapie hinzuzufügen, um deren Wirksamkeit zu maximieren. Eine Kombinationstherapie kann beispielsweise die Zugabe eines Biologikums zusätzlich zu einem Immunmodulator umfassen. Die Kombinationstherapie hat wie jede andere Therapieform Vor- und Nachteile. Die Kombination von Behandlungen kann die Behandlung von IBD verbessern, es besteht jedoch möglicherweise ein höheres Risiko für Toxizität und andere

Nebenwirkungen. Die beste Vorgehensweise für Ihre speziellen medizinischen Bedürfnisse wird von Ihrem Arzt festgelegt.

Klinische Versuche

Viele Menschen wissen nicht, dass sie ihre IBD behandeln können, indem sie sich an einer Forschungsstudie anmelden. Forscher entdecken durch klinische Studien neue Ansätze zur Verbesserung von Behandlungen und Lebensqualität. Nur durch klinische Studien können neue und bessere Behandlungsmöglichkeiten für Patienten verfügbar werden. Klinische Studien sind eine der letzten Phasen eines langwierigen und sorgfältigen Forschungsprozesses. Um eine Studie zu finden, die gut zu Ihnen passen könnte, und um mehr über klinische Studien zu erfahren, besuchen Sie die Clinical Trials Community.

Diät & Ernährung

Auch wenn unerwünschte Nahrungsmittel Reaktionen möglicherweise nicht die Ursache für Morbus Crohn sind, kann eine sorgfältige Ernährungsumstellung dazu beitragen, die Symptome zu lindern, verbrauchte Nährstoffe wieder aufzufüllen und die Heilung zu fördern.

Eine gesunde Ernährung ist für Menschen mit Morbus Crohn von entscheidender Bedeutung, da die Erkrankung häufig zu einer Appetitminderung und einem erhöhten Energiebedarf des Körpers führt. Darüber hinaus können häufige Morbus Crohn-Symptome wie Durchfall, die Aufnahme von Wasser, Vitaminen, Mineralien, Eiweiß, Fett und Kohlenhydraten durch den Körper beeinträchtigen.

Weiche, milde Lebensmittel sind für viele Menschen mit Morbus-Crohn-Schüben oft weniger unangenehm als scharfe oder ballaststoffreiche Lebensmittel. Wenn bei Ihnen eine Laktoseintoleranz diagnostiziert wird, kann Ihre Ernährung dennoch flexibel sein und sollte aus einer Reihe von Lebensmitteln aus allen Lebensmittelkategorien bestehen. Ihr Arzt wird Ihnen jedoch wahrscheinlich raten, die Aufnahme von Milchprodukten einzuschränken.

Operation

Bis zu zwei Drittel bis drei Viertel der Menschen mit Morbus Crohn müssen irgendwann in ihrem Leben operiert werden, selbst bei entsprechender Medizin und Ernährung. Eine Operation kann Ihre höchste Lebensqualität wiederherstellen und einen Teil Ihres Magen-Darm-Trakts retten, auch wenn Sie Morbus Crohn nicht heilen können.

Wenn Medikamente Ihre Symptome nicht mehr kontrollieren können oder wenn sich ein Darmverschluss, eine Fistel oder ein Darmriss entwickelt, wird eine Operation notwendig. Die Anastomose bzw. die Verbindung der beiden Enden des gesunden Darms erfolgt in den meisten Fällen nach der Entfernung des erkrankten Dickdarmabschnitts (Resektion). Auch wenn diese Behandlungen dazu führen können, dass Ihre Symptome für lange Zeit verschwinden, tritt Morbus Crohn in der Regel im späteren Leben wieder auf.

Wichtige Dinge, die Sie über Chirurgie wissen sollten:

- Studien haben gezeigt, dass 18 % der Morbus Crohn-Patienten innerhalb von fünf Jahren möglicherweise eine Operation benötigen. In den letzten Jahren ist dieser Prozentsatz deutlich zurückgegangen.
- Abhängig von der Ursache, dem Schweregrad und dem Ort der Erkrankung können mehrere Operationen durchgeführt werden.
- Etwa 31 % der Patienten mit Morbus Crohn benötigen möglicherweise zehn Jahre nach der ersten Resektion eine zweite Resektion.

Sektion 8

Treffen Sie fundierte Entscheidungen (konsultieren Sie Ihren Arzt)

Sie sind nicht die Einzigen, denen es schwer fällt, die Fülle der verfügbaren Medikamente und Behandlungen zu verstehen! Da IBD so kompliziert ist, ist es wichtig, die Vor- und Nachteile jeder Behandlungsoption mit Ihrem Arzt zu besprechen.

Fragen, die Sie Ihrem Arzt stellen sollten

Es ist normal, dass man bei der Diagnose Morbus Crohn Unsicherheit und Angst verspürt. Zahlreiche Bereiche Ihres Lebens können von Morbus Crohn betroffen sein und diese Auswirkungen können im Laufe der Zeit variieren.

So viel wie möglich über Morbus Crohn zu lernen, ist die beste Möglichkeit, sich auf ein Leben mit der Krankheit vorzubereiten. Sie können ein Gespräch mit Ihrem Arzt beginnen, indem Sie diese Fragen stellen. Ihre Fähigkeit, mit Ihrer Erkrankung umzugehen und das Leben zu führen, das Sie sich wünschen, wird sich mit zunehmendem Wissen über Morbus Crohn verbessern.

Wenn Sie Morbus Crohn kennen, erkundigen Sie sich bei Ihrem Arzt über Folgendes:

- Warum bekommen Menschen Morbus Crohn?
- Was sind die Symptome und Anzeichen von Morbus Crohn?
- Welche Art von Morbus Crohn habe ich?
- Wie kann ich meine Gesundheit im Auge behalten?
- Wie kann ich feststellen, ob bei mir ein Schub auftritt?
- Wie kann ich das wissen, wenn mein Morbus Crohn in Remission ist?

Stellen Sie Ihrem Arzt die folgenden Fragen zu Beziehungen und Lebensstil:

- Wie wird sich Crohn's Krankheit auf mein Reisen, meine Beschäftigung und meine Fitness auswirken?

- Muss ich meine Essgewohnheiten ändern? Wenn ja, wie?
- Welche Auswirkungen wird Morbus Crohn auf Schwangerschaft und Familienplanung haben?
- Welche Auswirkungen wird meine Krankheit auf andere Menschen haben?

Stellen Sie Ihrem Arzt die folgenden Fragen zu den Arten der Untersuchungs Behandlungen:

- Wie wird die Behandlung von Morbus Crohn durchgeführt?
- Welche Vor- und Nachteile hat die Behandlung?
- Welche Nebenwirkungen werden bei mir durch meine Medikamente wahrscheinlich auftreten?
- Muss ich operiert werden? Wenn ja, worum geht es dabei?
- Welche weiteren Therapien werden angeboten?

Stellen Sie Ihrem Arzt die folgenden Fragen zur Behandlung der Krankheit:

- Was kann ich tun, um Schübe zu stoppen?
- Wann sollte ich zum Arzt gehen?

- Wie kann ich meine Symptome zu Hause lindern?

Ratschläge zum Stressabbau

- Bringen Sie Schreibutensilien zu Ihrem Termin mit, damit Sie die Bedingungen und alle Probleme, die Sie mit Ihrem Arzt besprechen möchten, notieren können.
- Erkundigen Sie sich bei Ihrem Arzt oder dem Pflegepersonal, wie Sie zwischen den Besuchen am effektivsten nachsorgen können.